LES DEUX MÉDECINES

DANS

LES CAMPAGNES DU SUD-OUEST

DESCRIPTION

DE LA

Boîte de Secours

POUR LES PREMIERS SOINS

à l'homme et aux animaux

Par J.-M. DELSOL

VÉTÉRINAIRE SANITAIRE, INSPECTEUR DES VIANDES

MEMBRE DU CONSEIL D'HYGIÈNE ET DE SALUBRITÉ

PUBLIQUE DE L'ARRONDISSEMENT DE MIRANDE

ETC., ETC., ETC.

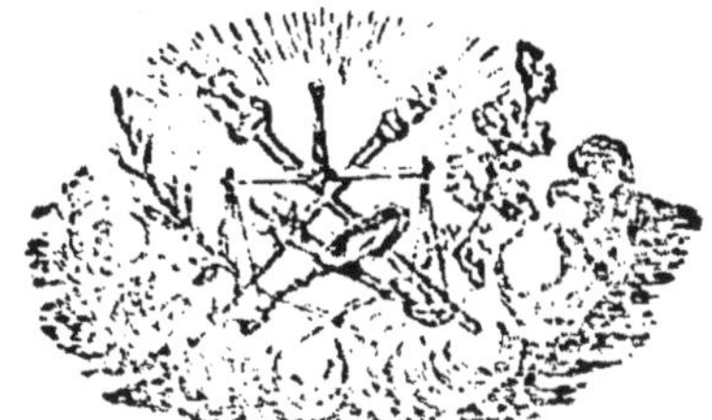

MIRANDE

Imprimerie L. LABEYRIE, avenue des Pyrénées.

—

1884

LES DEUX MÉDECINES

DANS

LES CAMPAGNES DU SUD-OUEST

DESCRIPTION

DE LA

Boîte de Secours

POUR LES PREMIERS SOINS

A L'HOMME & AUX ANIMAUX

Par J.-M. DELSOL

VÉTÉRINAIRE SANITAIRE, INSPECTEUR DES VIANDES
MEMBRE DU CONSEIL D'HYGIÈNE ET DE SALUBRITÉ
PUBLIQUE DE L'ARRONDISSEMENT DE MIRANDE
ETC., ETC., ETC.

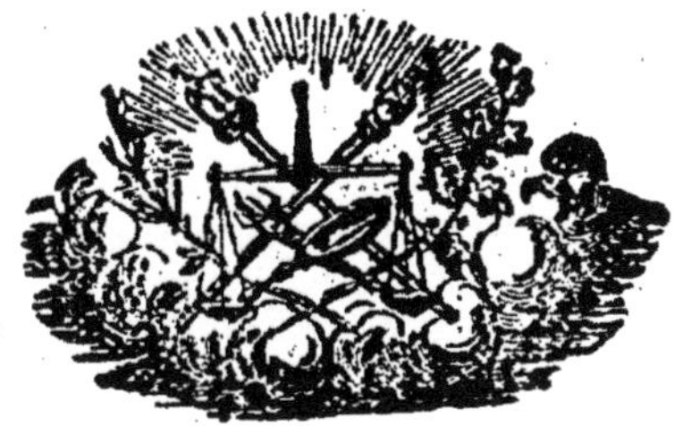

MIRANDE

Imprimerie L. Labeyrie, avenue des Pyrénées.

—

1884

Les deux Médecines

Dans les campagnes de la région du Sud-Ouest.

DESCRIPTION

DE LA BOITE DE SECOURS

Pour les premiers soins à l'homme et aux animaux.

I.

Urgence des premiers soins. Difficultés dans la pratique.

Il est établi par l'observation des faits dans les deux médecines chez l'homme et chez les animaux, que la guérison et surtout la jugulation des maladies sont d'autant plus promptes et certaines que les premiers secours du médecin et du vétérinaire arrivent en temps plus opportun : c'est-à-dire, dès même les premiers signes de leur manifestation.

Malheureusement pour les deux tiers de notre population du sud-ouest, la population agricole, celle cependant à laquelle on devrait, à plus d'un titre, s'intéresser le plus; cette condition essentielle ne saurait être remplie dans la généralité des cas, soit qu'il n'y ait ni médecin ni vétérinaire dans le plus grand nombre des communes rurales, soit qu'on ne puisse avoir ceux-ci à temps en raison des difficultés d'une clientèle éparse ou soit encore que les officines de pharmacies se trouvent trop éloignées.

II.

Insuffisance numérique du corps médical dans les campagnes.

Tous ces inconvénients sont d'autant plus regrettables que cette situation fâcheuse au lieu de s'amender tend au contraire à s'aggraver davantage dans notre région, ainsi que le prouvent les résultats de nos recherches statistiques sur le *dénombrement* et la *répartition* des médecins et des vétérinaires dans les deux départements (Hautes-Pyrénées et Gers) qui sont le centre de cette région sur laquelle portent nos recherches pour la période des six dernières années. Les chiffres suivants feront saisir plus facilement l'exactitude de notre affirmation.

CORPS MÉDICAL

HAUTES — PYRÉNÉES ET GERS.

A. — *Dénombrement en 1877 et 1883.*

	Nombre en		Différences	
	1877	1883	en plus	en moins
Docteurs médecins	190	194	4	»
Officiers de santé	230	176	»	54
Vétérinaires	119	116	»	3
Pharmaciens	135	133	»	2

Ces différences en 1883 sur l'année 1877 seraient donc :

4 Docteurs-médecins en plus, tous dans le Gers.

54 Officiers de santé en moins, dont 16 sur 83 dans les Hautes-Pyrénées, et 38 sur 147 dans le Gers.

3 Vétérinaires en moins.

2 Pharmaciens id.

B. — *Répartition en 1883.*

		Résidences	
	Nombre	Rurales	Villes
Communes rurales	890	»	»
Villes chefs-lieux	55	»	»
Docteurs-médecins	194	61	133
Officiers de santé	176	139	37
Vétérinaires	116	57	59
Pharmaciens	133	29	104

Et la situation générale d'après la répartition du corps médical en 1883, se traduirait par une différence en faveur des villes des *deux tiers* des docteurs-médecins, des *trois-quarts* des pharmaciens et de la *moitié* des vétérinaires.

Les officiers de santé, il est vrai, résident pour les *trois-quarts* dans les communes rurales; la moitié des vétérinaires y est aussi établie, mais si ces deux ordres de médecins ne désertent pas encore absolument les campagnes, ils ne s'y recrutent plus aujourd'hui et la très-légère augmentation dans le nombre des docteurs-médecins (4 pour 54 officiers de santé en moins) ne saurait apporter une compensation pour ces communes.

C. — Ces résultats aussi considérés d'après la situation numérique du corps médical réservé aux campagnes, en supposant celui-ci également réparti, donnent actuellement comme ressources pour les populations rurales et pour les animaux :

1° Un docteur-médecin ou officier de santé par circonscription de *quatre communes* dont le rayon est de 6 à 8 kilomètres;

2° Un vétérinaire par *dix communes* d'un rayon de 8 à 12 kilomètres;

3° Et un pharmacien pour ce dernier nombre de communes et d'un même rayon.

III.

Conséquences pour la santé publique et pour l'agriculture.

D'après cette insuffisance numérique et ces différences de répartition toutes en faveur des villes, il est donc impossible de pouvoir attendre de ce personnel médical toute la célérité désirable pour visiter et traiter les malades dans les communes rurales surtout dans les cas les plus urgents que nous ferons connaitre plus loin.

Aussi, combien de victimes qui secourues en temps opportun auraient échappé les unes aux longues souffrances et aux chômages par les maladies résultant le plus souvent du défaut de soins éclairés ; les autres à une mort prématurée.

IV.

Le charlatanisme et l'empirisme, l'écueil des Médecins et des Vétérinaires ruraux.

Ces circonstances fâcheuses et qui s'accentuent encore de jour en jour dans les campagnes ainsi que nous l'avons démontré, n'ont-elles pas multiplié le charlatanisme et l'empirisme avec leurs remèdes secrets et leurs panacées inconnues qui se vendent au mépris de la loi ? ne sont-elles pas aussi la cause principale de leur persistance parmi ces populations plus crédules de la campagne ?

Nous le croyons, et c'est aussi la conviction assurément de tout homme instruit, intelligent et pratique.

Car, les maladies et ce sont les plus nombreuses ne pouvant être combattues à temps finissent par s'établir avec tout le cortège de leurs symtômes ; et alors, les médecins et les vétérinaires peuvent-ils autre chose que surveiller et diriger les efforts fonctionnels des appareils organiques pour le rétablissement, parfois assez long, de la santé ?

Évidemment, non.

Mais, hélas ! ces malheureux paysans ont une excuse à l'absurdité de leur conduite, les malades souffrent, leur impatience gagne la famille ; les propriétaires sont inquiets sur le sort d'un animal à la conservation duquel ils s'intéressent tout particulièrement; alors qu'arrive-t-il ?

C'est qu'à l'insu des hommes de l'art et au mépris de leurs prescriptions, on fait appel à l'intervention de ces prétendus et très-nombreux guérisseurs, quelques-uns d'une moralité en rapport avec leur aptitude, ainsi que le révèlent fréquemment les annales judiciaires : guérisseurs dont la réputation est aussi peu justifiée que la médecine est mal comprise dans les campagnes.

Et, cependant c'est à ces hommes ignares appelés le plus souvent les derniers que l'on accorde le mérite de la guérison des malades !

Pourquoi donc, ces infaillibles guérisseurs, réputés surtout pour la cure des maladies contre lesquelles les efforts de la nature et de la science se sont montrés jusqu'ici impuissants, ne recherchent-ils pas un contrôle intelligent ?

Ne sait-on pas que la science expérimentale a toujours été disposée à accepter avec empressement même, tout ce qui lui paraît bon, tout ce qui constitue un progrès d'où que le remède vienne.

Tout récemment encore, n'avons-nous pas eu, aussi, la preuve de toute la sollicitude du Gouvernement à encourager les découvertes médicales ?

A-t-on jamais songé à se priver du bénéfice des admirables découvertes de M. Pasteur relativement à la prévention des maladies contagieuses ? A-t-on jamais demandé à cet illustre savant un diplôme de médecin ou de vétérinaire qu'il ne pouvait pas produire ?

Non; mais en récompense des immenses services qu'il a rendus à la science et à l'humanité M. Pasteur se voit décerner une pension annuelle de 20,000 fr.

Et vous guérisseurs des deux sexes et de toutes classes de la société : vous surtout les infaillibles guérisseurs de la rage avec vos remèdes secrets, et vous êtes nombreux, car vos pareils se retrouvent un peu partout et en particulier dans notre région, ne briguerez-vous pas ces encouragements plutôt que de palper de modestes pièces d'argent contre le débit de vos remèdes secrets qui sont d'une efficacité plus que douteuse. Il nous arrive trop fréquemment, hélas ! à nous, modestes praticiens, de compter vos nombreuses victimes, alors cependant que soignées à temps par des moyens même, à la portée de tous, elles auraient pu être sauvées.

Au reste, si vous prétendez à la récompense proposée à l'heureux inventeur du remède infaillible contre la rage, aiguisez encore votre riche imagination, car l'académie des sciences par l'organe de M. Paul Viguier, dans sa séance du 7 janvier dernier, vient de déclarer à propos de l'ail et de la pilocarpine dont les journaux ont tant parlé dans ces derniers temps que le spécifique de la rage reste encore à trouver.

Dans tous ces faits de guérisons de toutes maladies indistinctement, signalés et prônés par le public, il ne saurait donc y avoir autres choses, évidemment, que pure méprise. Ils ne seraient dûs généralement qu'à des coïncidences avec le terme où la résolution naturelle de la maladie, bien heureux encore si les médicastres par leurs moyens inconsidérés n'en entravent pas la marche ordinaire et partant n'en retardent la guérison.

Malheureusement, le vulgaire ne peut assez se rendre compte des dommages occasionnés par ces traitements irrationnels, et seuls les médecins et les vétérinaires par leurs connaissances nosologiques peuvent les apprécier.

Ajoutons au surplus que déjà relativement à la médecine vétérinaire, nos recherches en 1862, sur les causes de la mortalité des animaux en vue d'un projet d'assurances mutuelles entre agriculteurs, combiné avec un service vétérinaire très-rigoureux que nous entreprimes dans les fermes d'une agglomération de 10 communes, nous édifièrent surabondamment sur la valeur pratique de tous ces procédés empiriques, dans leurs résultats.

A cette date, en effet, et à la suite de ces études de statistique qui fûrent ratifiées par chacun des maires de ces communes, nous pûmes établir que les pertes des empiriques sont à celles des vétérinaires comme 11 est à 3, moyenne prise dans une période de 4 ans.

(A cette date, 1862, ce travail reçut les encouragements du Conseil général du Gers, qui sur le rapport de M. de La Roque-Ordan père, émit le vœu d'une loi radicale contre l'empirisme; du Conseil d'arrondissement de Mirande qui le précéda dans ce vœu, et de plusieurs Sociétés d'agriculture et de médecine vétérinaire de la région.)

Qu'est-ce qui fait la fortune de ces guérisseurs et autres charlatans qui paraissent avoir sauvé tant de malades ? C'est le plus souvent l'impression qu'ils font, soit par la mise en scène, soit même par l'étrangeté de leurs procédés sur l'imagination d'un malade qui espère toujours guérir. Cela est si vrai que les agonisants meurent souvent bercés d'une consolante illusion. Et, si par un heureux hasard le médicastre est appelé à la période du terme naturel de la maladie, c'est lui, lui seul qui a guéri le malade et le tour est joué.

Quant aux procédés thérapeutiques ? ils n'ont aucune valeur, ils n'ont même rien de rationnel et ils échouent misérablement lorsqu'ils ne sont pas servis par les heureuses circonstances déjà signalées.

Cet état de choses déplorables pour l'humanité et pour l'agriculture, a évidemment pour conséquence non seulement de jeter le découragement parmis les médecins et les vétérinaires dans les campagnes, mais aussi de rendre leur recrutement très-difficile. Il a encore pour effet, si non de déconsidérer du moins d'affaiblir notablement le prestige de la science médicale, malgré les services rendus par celle-ci partout où le charlatanisme et l'empirisme ne lui font plus obstacle, comme par exemple dans les hôpitaux civils et militaires, les écoles nationales vétérinaires, l'armée et les divers établissements publics d'où sont bannis ces prétendus guérisseurs.

Aussi, nous le répétons; c'est bien là la cause à peu près exclusive de la pénurie graduellement croissante du corps médical dans les campagnes des départements du sud-ouest, cause à laquelle il importe de rémédier.

V.

Moyens pouvant remédier à cette situation.

Ces moyens sont :

1° Une application plus rigoureuse de la loi contre l'exercice illégal de la médecine de l'homme et de la pharmacie;

2° La réglementation par une loi protectrice de l'exercice pratique de la médecine vétérinaire qui l'assimilerait dans cette protection à la médecine de l'homme et qui admettrait le vétérinaire au nombre des membres du jury médical, ce qui serait justice;

3° Ouvrir des cours spéciaux de pharmacie vétérinaire dans les facultés pour les élèves pharmaciens; cours qui n'ont jamais été suivis jusqu'ici que dans les écoles nationales vétérinaires d'Alfort, de Toulouse et de Lyon, et dont la conséquence de cet enseignement serait de prévenir bien des conflits avec certains pharmaciens, qui sont aussi préjudiciables à l'agriculture qu'à la médecine vétérinaire pratique;

4° Provoquer la constitution de syndicats entre agriculteurs par groupes de communes pour faciliter l'établissement des médecins et des vétérinaires dans les campagnes et rendre leurs clientèles moins éparses ce qui est indispensable pour assurer un bon service médical;

5° Populariser par l'enseignement scolaire et par la publicité de brochures, les méthodes spéciales pour les premiers soins à donner aux malades en attendant l'arrivée du médecin et du vétérinaire dans les cas très urgents de maladies ou accidents à marche foudroyante et généralement mortels dont les principaux sont (1) :

Les morsures rabiques par les chiens;

Les piqûres par les reptiles et les coléoptères;

Les apoplexies ou coup de sang;

Les hémorrhagies externes traumatiques et spontanées;

Les fractures des membres;

Les empoisonnements par les produits chimiques ou par la méprise sur la qualité des substances alimentaires;

Les asphyxiés par submersion (noyés); strangulation (pendaisons ou prises de longe chez les animaux); gaz délétères (fosses à vidange et cu-

---

(1) Prochainement nous publierons avec le concours de notre honorable concitoyen M. A. M., docteur-médecin très distingué, un opuscule sur les premiers soins à donner dans ces cas de maladies ou accidents.

ves à vendange), et en particulier chez les animaux par l'ingestion de fourrages artificiels aux pâturages, suivie accidentellement de météorisation ou enflure.

Dans tous ces cas qui sont presque toujours *très graves*, il importe que les premiers soins soient parfaitement dirigés, autrement à leur arrivée le médecin et le vétérinaire ne peuvent que constater le décès ou sont tout à fait impuissants à le prévenir.

6° Et enfin l'établissement de tournées périodiques à la *visite* celle-ci à un prix réduit et à la portée de tous, par les médecins et les vétérinaires, nous parait un moyen puissant d'enrayer les progrès de l'empirisme.

Dans ces tournées les hommes de l'art seraient munis d'une *pharmacie portative* garnie des médicaments les plus urgents ainsi que des instruments et objets de pansement dont l'usage est le plus fréquent.

Loin de nous l'idée de vouloir ouvrir ainsi à nos confrères une voie de spéculation contraire aux convenances professionnelles; nous entendrions bien que les remèdes ne fussent administrés immédiatement que dans les cas urgents, réservant aux pharmaciens la fourniture des médicaments dont l'usage n'est pas aussi strictement commandé.

Toutefois, les pharmaciens de leur côté devront être réservés dans ce débit à l'égard des prescriptions de certains charlatans et empiriques qui font la médecine courante, d'autant plus que la livraison de plusieurs des substances employées est contraire aux règlements qui régissent l'exercice de la pharmacie, et que par le fait de ce débit les pharmaciens ne font qu'accréditer davantage ces guérisseurs dans le public ce qui nuit essentiellement aux membres du corps médical sortis des facultés et des écoles d'enseignement.

Rappelons ici, que les règlements actuels qui régissent l'exercice de la pharmacie et même le projet de loi en élaboration du 9 juin 1883, art. 8, projet provoqué par les pharmaciens mais susceptible de quelques amendements en ce qui touche plus particulièrement la pharmacie vétérinaire, ont prévu déjà sauf quelques restrictions la grande utilité de ces pharmacies de secours entre les mains des médecins et des vétérinaires (1).

Pour tous ces soins aussi, il serait de toute prévoyance qu'il y eût également si non dans chaque famille, tout au moins dans les fermes d'un personnel important et dans chaque mairie des communes rurales une *boîte de pharmacie* où seraient réunis les médicaments les plus utiles et dont l'emploi en serait fait selon les instructions projetées plus haut pour les maladies et accidents dénommés.

VI.

Pharmacie rurale ou Boîte de secours.

Si dans les régions du nord de la France les deux médecines se ressentent moins que dans notre région du charlatanisme et de l'empirisme, cela tient évidemment à ce que l'exercice de ces deux médecines se fait à la visite et non par le système des abonnements dont les propriétaires des rayons extrêmes d'une clientèle ont parti-

---

(1) Les vétérinaires ont particulièrement le droit de faire de la pharmacie pour les animaux de leurs clientèles. Ce droit a été sanctionné par le tribunal de Corbeil, la cour d'appel de Paris et à la suite d'une consultation par l'académie de médecine de Paris.

culièrement à souffrir, et que les médecins et
les vétérinaires étant munis généralement de
pharmacies portatives ou boîtes de secours leurs
malades se trouvent mieux traités ce qui donne
moins souvent occasion aux médicastres de
se produire.

Il serait donc à désirer ainsi que nous venons
d'en exposer toute l'urgence que leurs collègues
du midi dans les communes rurales prissent
exemple sur ceux de ces régions.

Toutefois ces pharmacies très variables de
formes, de proportions et de dispositions inté-
rieures nous ont paru très insuffisantes pour pa-
rer aux divers besoins de la clientèle.

Ces pharmacies, en effet, sont généralement
d'une capacité trop restreinte et ne peuvent recevoir avec les principaux médicaments néces-
saires au traitement des maladies d'une même
localité, les instruments et objets à pansement
dont on peut avoir besoin quotidiennement.

Aussi, dans le but de les rendre plus complètes,
tout aussi faciles à transporter et peu encom-
brantes, nous avons pensé de proposer pour la
médecine vétérinaire un nouveau modèle de
boîte qui nous paraît plus en rapport avec les
exigences thérapeutiques de notre région.

Description. — Notre *pharmacie ou boîte de
secours* est de forme prismatique et présente les
proportions suivantes :

Longueur. . . . . 0^m 54 centimètres
Largueur. . { au sommet. . 0^m 13   id.
          { à la base. . 0^m 34   id.
Hauteur. . . . . . . 0^a 38   id.

Une poignée placée sur la face supérieure en
permet le transport à la manière *d'un sac de nuit*
et même peut se porter sous le bras assez aisé-
ment.

Le contenu de cette boîte se trouve si bien immobilisé qu'il est inversable et incassable.

Dans son intérieur sont disposées trois étagères en gradins sous lesquelles existent divers compartiments.

Chacune des étagères est occupée, savoir :

Première étagère :

2 Tiroirs d'un décimètre cube chacun.

2 Boîtes métalliques de 250 grammes chacun.

1 pot en grés pour moutarde Rigollot, de 250 grammes.

Renette à clou de rue.

Deuxième étagère :

6 Flacons à l'émeri de 250 grammes chacun.

1 Flacon à vaccin.

1 Phénicomètre ou étui-flacon.

Pinces à pansements.

Ciseaux courbes.

Rouleau de ligature à pansement (10 mètres).

Garrot à compression.

Troisième étagère :

4 Pots en porcelaine de 60 grammes chacun.

8 Flacons à l'émeri de 10 à 40 grammes chacun.

2 Lancettes (simple et cannelée).

1 Porte-nitrate.

1 Compte-goutte.

1 Étui à inoculation.

2 Étuis à épingles.

1 Sonde cannelée.

1 Spatule.

Rouleau ligature à bourdonnets (6 mètres).

Ces tiroirs, boîtes, pots et flacons sont classés par lettres alphabétiques, pour des raisons expliquées plus loin.

Et les compartiments intérieurs se composent, sur le plan correspondant à la deuxième étagère, de deux tiroirs inégaux, parallèles à celle-ci, l'un de 0^m 30 centimètres de long et l'autre de 0^m 20 centimètres sur 0^m 10 de large et de profondeur.

Ces deux tiroirs sont arrêtés intérieurement par des targettes et s'ouvrent en sens opposé sur chacun des deux côtés latéraux de la boîte dans son plus grand axe (0^m 54 c.), et sous ces tiroirs et la deuxième étagère un caisson à deux compartiments inégaux séparés par une cloison incomplète.

Ces tiroirs et compartiments intérieurs sont destinés à recevoir les instruments et objets à pansements variables selon la destination de la boîte, pour médecin ou pour vétérinaire; tels que : seringues, irrigateur, injecteur, forceps, spéculum, sondes urétrales, cautère double en pointe et olivaire, trocart, bandes, charpie, fils, balances Roberval de 500 grammes, lampe-cautère instantanée du docteur A. Magnié etc.

Des tablettes de rechange affectées aux deux gradins inférieurs pour flacons et pots à onguents permettent de modifier le contenu de la boîte selon les capacités et le nombre de ceux-ci aux choix du praticien de chacune des deux médecines.

Du côté des étagères une porte-pleine munie d'une serrure pour tenir sous clef tout le contenu de la boîte, dont le poids total sera médicaments compris de 15 à 20 kilos et moitié moins pour la médecine de l'homme.

Nous ferons observer que pour médecin, cette boîte pourra se réduire de 0^m 04 cent. sur sa hauteur au dépens des deux premières étagères, et d'autant sur sa longueur).

Cette porte affecte un plan incliné; mais, ouverte dans toute son étendue elle prend une disposition horizontale formant tablette pour les manipulations, et prolonge ainsi la base de la

boîte avec laquelle elle occupe une surface rec-
tangulaire de 0ᵐ 40 centimètres carrés.

Et, enfin, un *tableau-catalogue* pour étiquettes
mobiles avec lettres alphabétiques sur marge
correspondant aux lettres des tiroirs, boîtes,
pots et flacons, est joint à la pharmacie rurale,
ce qui permet de modifier le contenu de cette
dernière au gré des praticiens et d'en laisser
ignorer la composition au public afin de prévenir les dangers de la médecine de comparaison
sans se préoccuper de l'importance d'un diag-
nostic bien établi.

Cette pharmacie ou boîte de secours est d'une
utilité incontestable aussi pour :

1° Les écoles d'agriculture ;

2° Les fermes-écoles ;

3° Les syndicats agricoles contre la mortalité
des animaux ;

4° Les grands chantiers de travaux publics ;

5° Les diverses administrations publiques,

6° Et les colonnes de troupes de cavaleries et
d'infanterie en marche.

Puisse-t-elle avoir les encouragements de tous
ceux qui s'intéressent avec zèle et dévouement
au bien public.

Mirande, le 1ᵉʳ mai 1884.

J.-M. DELSOL,
Vétérinaire sanitaire du service des épizooties.

***

APPENDICE.

A mes Lecteurs,

Permettez-moi de vous ajouter quelques mots
relativement à notre pharmacie ou boîte de secours, à l'exposition régionale du Sud-Ouest.

A Tarbes, en mai dernier notre pharmacie avec mémoire justificatif, fût présentée simultanément à l'exposition *agricole* et à l'exposition *industrielle*.

A l'*exposition agricole*, bien que classée, sans doute par inadvertance, à la 2ᵉᵐᵉ division parmi les charrues et les émottoirs, c'est-à-dire *hors concours*, cette pharmacie nous a valu néanmoins grâce à la prévoyante et toute spontanée intervention de la *Société nationale d'Encouragement à l'Agriculture de France*, une de ses récompenses (la médaille de bronze grand module).

Disons en passant que là et déjà avant cette exposition, des hommes pratiques et d'une haute compétence ainsi que divers journaux de la région ont honoré aussi cette pharmacie et ce mémoire de leurs meilleurs encouragements.

Par contre, à l'*exposition industrielle*, au *Marcadieu*, celle-ci organisée par les soins du conseil municipal constitué en commission sous la présidence du *Maire de la ville*, M. Lupau, pharmacien ; cette boîte de secours pour les deux médecines que cette commission classa dans le groupe, *médecine, pharmacie, chimie et teinturerie*, fût mise *hors concours* par le jury chargé de ce groupe.

Ce jury spécial composé principalement de pharmaciens opina pour une erreur de classement, ajoutant que cet objet devait revenir au jury du groupe, *meubles ???*...

Cette décision d'un flagrant parti-pris et signifiée par trois fois le 26 mai, c'est-à-dire 8 jours avant la clôture de l'exposition, ne fût pas sans être très vivement commentée par nos concurrents et le public à cette exposition.

Peut-être n'y eût-il de la part de ce jury que

simple prévoyance pour la sécurité de leurs personnes !

Cette boîte en recevant certaines proportions ne pourrait-elle pas servir aussi à d'autres usages de protection que la santé publique dans nos campagnes ?

Qui ne connait, en effet, les nombreuses et humiliantes protestations auxquelles la commission d'organisation en général et ce jury spécial, en particulier, ont donné lieu, durant cette exposition industrielle ?

Demandez plutôt au poète tarbais un des *lauréats* cependant de l'exposition, M. Gabriel Abadie.

Pouvait-on mieux que ce poète, dépeindre l'esprit de suffisance frisant parfois, même, l'arrogance dont ce jury faisait étalage à l'exposition ?

Nous-même, nous n'entendons pas faire davantage, l'éloge de ce jury ni de la commission municipale dont les procédés en notre endroit n'ont pas été moins incorrects et désobligeants pour notre installation à l'exposition.

Ne sait-on pas que, même notre mémoire justificatif demeuré égaré pendant les cinq premiers jours dans les bureaux du commissaire général, a fini par disparaître à tout jamais, dans la nuit du 21 au 22 mai, ainsi que cela fût établi par divers témoignages (1).

On ne pourra donc conserver malheureusement pour la ville de Tarbes pendant très longtemps

____

(1) Dans un but d'éloges en faveur de notre copiste, M. Aubian, conducteur des ponts et chaussées à Mirande, nous signalerons ce mémoire-manuscrit de 32 pages, format in-4°, comme un modèle admirable de calligraphie et de propreté.

encore que le triste et bien regrettable souvenir de ces très blâmables procédés à cette exposition, remarquable du reste par les merveilles qui y furent produites et où l'incurie et le mauvais goût de leurs organisateurs se sont révélés sur toute la ligne.

Aussi, chers lecteurs, merci à vous tous d'avoir daigné encourager ce modeste travail de votre bonne lecture : et aussi, encore une fois merci à la Société aussi vigilante que savante de Paris qui a bien voulu donner le baptême à notre boîte de secours.

Mirande, 14 septembre 1884.

J.-M. DELSOL,

Vétérinaire, ancien commissaire général de divers concours agricoles départementaux du Gers.

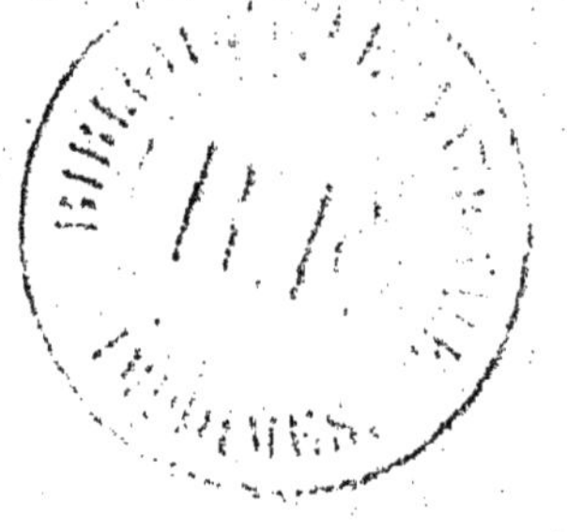